Ciência e Fé: Caminhos para a Libertação

Como a Ciência e a Fé Podem Transformar Vidas

Introdução

A Busca pela Libertação: Um Caminho de Cura e Renovação

Vivemos em um mundo repleto de desafios, lutas internas e pressões externas. Cada um de nós, em algum momento, sente a necessidade de buscar algo maior—uma libertação que nos liberte das correntes invisíveis que nos prendem. Esta busca é universal e atemporal, encontrando eco nas páginas da história e nas diversas tradições culturais e espirituais.

Desde tempos imemoriais, a humanidade tem procurado compreender e alcançar a libertação. No entanto, a verdadeira liberdade transcende a simples ausência de restrições; ela envolve uma transformação profunda que afeta o corpo, a mente e o espírito. Este livro nasceu do desejo de explorar como a sabedoria antiga e as descobertas modernas podem nos guiar em direção a essa transformação completa.

A União entre o Antigo e o Novo

Em minha jornada pessoal e profissional, tive a oportunidade de vivenciar e observar o poder curativo da fé e da ciência. Trabalhei com equipes médicas incríveis e vi de perto como o cuidado com o corpo e a alma pode levar a uma renovação profunda. Inspirado por essas experiências, decidi mergulhar na riqueza das Escrituras e no vasto campo da ciência para encontrar respostas que possam ajudar a todos nós.

Este livro é uma jornada que integra duas fontes de sabedoria: a Bíblia e a ciência moderna. A Bíblia, com sua profunda sabedoria espiritual, oferece ensinamentos que têm guiado milhões de pessoas ao longo dos séculos. Ao mesmo tempo, a ciência nos proporciona uma compreensão detalhada do funcionamento do nosso corpo e mente, abrindo novos caminhos para a cura e o bem-estar.

Explorando a Libertação através das Escrituras

Nos capítulos que se seguem, exploraremos como as Escrituras abordam a libertação. Desde as histórias poderosas do Antigo Testamento, passando pela mensagem redentora de Jesus Cristo no Novo Testamento, veremos como a fé pode ser um catalisador para a transformação pessoal. Vamos examinar como os ensinamentos bíblicos podem ser aplicados para superar traumas, curar feridas emocionais e encontrar um propósito de vida.

A Contribuição da Ciência

Paralelamente, mergulharemos nas descobertas da neurociência, psicologia e medicina. Investigaremos como nossos pensamentos e emoções estão interconectados e como práticas como a oração e a meditação podem influenciar positivamente nossa saúde mental e física. A ciência nos mostra que o corpo e a mente são profundamente entrelaçados, e que o cuidado com um pode beneficiar o outro de maneiras surpreendentes.

Uma Abordagem Holística

Este livro não busca apenas fornecer informações, mas também inspirar e motivar. Quero que você, o leitor, encontre neste texto um guia prático e espiritual para sua própria jornada de libertação e renovação. Esperamos que você se sinta encorajado a explorar a integração entre a fé e a ciência, e a descobrir como essa combinação pode enriquecer sua vida de maneira profunda.

Como escreveu o apóstolo Paulo em Filipenses 4:13: "Tudo posso naquele que me fortalece." Que esta obra sirva como um testemunho de que, com fé e conhecimento, tudo é possível. Que você possa encontrar a liberdade que busca, uma renovação que revitalize sua vida e um propósito que guie cada um de seus passos.

Que Deus abençoe sua jornada.

Capítulo 1: **A Busca pela Libertação**

A Inquietação Humana: Compreendendo Nossa Necessidade Intrínseca de Libertação

A busca pela libertação é uma constante na experiência humana. Desde tempos imemoriais, as pessoas têm lutado para se libertar de várias formas de opressão, sejam físicas, mentais ou espirituais. Essa inquietação é um reflexo da nossa condição humana e está profundamente enraizada em nossa psique.

Do ponto de vista científico, a necessidade de libertação pode ser compreendida através da psicologia e da neurociência. A teoria das necessidades de Maslow, por exemplo, sugere que após a satisfação das necessidades básicas (fisiológicas e de segurança), o ser humano busca a autorrealização e a transcendência. Essas são formas de "libertação" que permitem à pessoa viver de forma mais plena e significativa.

Além disso, a neurociência demonstra que o cérebro humano é projetado para procurar equilíbrio e evitar o estresse crônico, que é uma forma de prisão mental. O sistema límbico, especialmente a amígdala, está envolvido na regulação das emoções e na resposta ao estresse. Quando estamos presos em ciclos de medo ou ansiedade, a função cognitiva é prejudicada, limitando nossa capacidade de tomar decisões racionais e de sentir uma sensação de liberdade emocional.

No campo bíblico, a necessidade de libertação é amplamente reconhecida e discutida. A Bíblia oferece uma visão profunda sobre a natureza humana e a necessidade de encontrar liberdade tanto espiritual quanto emocional. Em Romanos 7:24-25, Paulo expressa a angústia humana:

"Miserável homem que eu sou! Quem me livrará do corpo desta morte? Graças a Deus, por Jesus Cristo nosso Senhor!" Este versículo reflete a luta interna e a necessidade de libertação que todos nós enfrentamos.

A Libertação ao Longo da História: Um Panorama das Diferentes Abordagens Espirituais e Científicas para a Cura e Renovação

A história da humanidade está repleta de exemplos de pessoas e movimentos que buscaram libertação de várias formas de opressão. Na antiguidade, os hebreus buscaram a libertação da escravidão no Egito, um evento central na narrativa bíblica que simboliza a busca universal por liberdade. Em Êxodo 3:7-8, Deus diz a Moisés: "Tenho visto atentamente a aflição do meu povo, que está no Egito, e tenho ouvido o seu clamor, por causa dos seus opressores; porque conheci as suas dores. E desci para livrá-lo da mão dos egípcios, e para fazê-lo subir daquela terra a uma terra boa e larga, a uma terra que mana leite e mel."

Durante a Idade Média, muitas pessoas buscaram libertação através da espiritualidade e da fé. O movimento monástico, por exemplo, foi uma tentativa de encontrar liberdade espiritual e paz interior, afastando-se do caos do mundo secular. Este período também viu a emergência de místicos que buscaram uma conexão direta com o divino, como Santa Teresa de Ávila, cujas experiências e escritos refletiam uma busca intensa por libertação espiritual.

Nos tempos modernos, a psicologia e a psiquiatria emergiram como campos que oferecem novas maneiras de compreender e tratar as questões de opressão mental e emocional. Sigmund Freud, com sua teoria do inconsciente, propôs que muitos dos nossos comportamentos e sentimentos são controlados por forças internas das quais não temos consciência plena. A psicoterapia, então, tornou-se um meio de explorar essas forças e encontrar formas de libertação interior.

A neurociência moderna também oferece insights sobre a libertação. Estudos sobre a plasticidade cerebral mostram que o cérebro tem a capacidade de se reconfigurar em resposta à experiência e à aprendizagem. Isso significa que podemos nos libertar de padrões mentais e emocionais negativos através de práticas como a meditação e a terapia cognitivo-comportamental. Por exemplo, a meditação mindfulness tem demonstrado reduzir a atividade na rede de modo padrão (default mode network) do cérebro, que está associada ao pensamento ruminativo e ao estresse.

A Base Bíblica da Libertação: Explorando as Escrituras em Busca de Ensinamentos sobre a Liberdade e a Cura Interior

A Bíblia está repleta de ensinamentos sobre a libertação e a cura interior. Desde o Antigo Testamento até o Novo Testamento, encontramos numerosas referências à liberdade espiritual e emocional.

No Antigo Testamento, a libertação é frequentemente associada à intervenção divina em tempos de opressão. Em Isaías 61:1, o profeta declara: "O Espírito do Senhor Deus está sobre mim, porque o Senhor me ungiu para pregar boas novas aos mansos; enviou-me a restaurar os contritos de coração, a proclamar liberdade aos cativos, e a abertura de prisão aos presos." Este versículo prenuncia a missão de Jesus e o propósito da verdadeira libertação.

No Novo Testamento, Jesus Cristo é apresentado como o libertador supremo. Em Lucas 4:18-19, Jesus lê um trecho de Isaías na sinagoga e aplica a si mesmo: "O Espírito do Senhor está sobre mim, pelo que me ungiu para evangelizar os pobres; enviou-me para proclamar liberdade aos cativos, e restauração da vista aos cegos, para pôr em liberdade os oprimidos, e proclamar o ano aceitável do Senhor." Jesus não apenas pregava a libertação espiritual, mas também a vivenciava ao curar os doentes e expulsar demônios.

A mensagem de Jesus sobre a libertação também se reflete em seus ensinamentos sobre o perdão e a redenção. Em João 8:36, Ele diz: "Se, pois, o Filho vos libertar, verdadeiramente sereis livres." Este versículo destaca a ideia de que a verdadeira liberdade vem através de Cristo, que oferece uma libertação completa e profunda que vai além da mera ausência de opressão externa.

Além disso, o apóstolo Paulo fala extensivamente sobre a liberdade em Cristo. Em Gálatas 5:1, ele escreve: "Para a liberdade Cristo nos libertou. Permanecei, pois, firmes e não vos sujeiteis novamente a um jugo de escravidão." Aqui, Paulo encoraja os crentes a manterem-se firmes na liberdade que Cristo oferece, evitando retornar aos velhos padrões de opressão e escravidão.

Capítulo 2: A Libertação nas Escrituras

Libertação no Antigo Testamento: Analisando Histórias de Redenção e Libertação no Contexto Bíblico

O Antigo Testamento é repleto de narrativas que ilustram a libertação em vários níveis –

físico, espiritual e emocional. Desde a libertação dos israelitas da escravidão no Egito até a redenção pessoal dos indivíduos que encontraram a libertação através da fé em Deus, essas histórias oferecem um profundo entendimento da libertação divina.

A Libertação dos Israelitas do Egito

A história mais emblemática de libertação no Antigo Testamento é a libertação dos israelitas da escravidão no Egito, narrada no livro de Êxodo. Esta história não é apenas um evento histórico, mas também um símbolo da intervenção divina em tempos de opressão e um modelo de como Deus pode resgatar Seu povo das circunstâncias mais desesperadoras.

Em Êxodo 3:7-8, Deus fala a Moisés do meio da sarça ardente: "Tenho visto atentamente a aflição do meu povo, que está no Egito, e tenho ouvido o seu clamor, por causa dos seus opressores; porque conheci as suas dores. E desci para livrá-lo da mão dos egípcios, e para fazê-lo subir daquela terra a uma terra boa e larga, a uma terra que mana leite e mel." Esta passagem sublinha a compaixão de Deus e Seu desejo de libertar os que sofrem.

A ciência, especialmente a psicologia, oferece uma compreensão da importância dessas narrativas de libertação. A psicologia narrativa explora como as histórias que contamos sobre nós mesmos e nossas experiências moldam nossa identidade e influenciam nosso bem-estar. Histórias de libertação, como a do Êxodo, servem como poderosos arquétipos que podem inspirar esperança e coragem em tempos de dificuldade. Elas fornecem uma estrutura através da qual podemos interpretar nossas próprias lutas e acreditar na possibilidade de um final redentor.

Além disso, a libertação dos israelitas também pode ser vista à luz da teoria da resiliência. Esta teoria sugere que indivíduos e comunidades podem se recuperar e prosperar após adversidades extremas. A história do Êxodo exemplifica como a fé, a liderança forte e a comunidade unida podem colaborar para superar enormes obstáculos e encontrar renovação.

Libertação no Livro dos Salmos

Os Salmos estão repletos de súplicas por libertação e agradecimentos a Deus por ter resgatado o Seu povo. Em Salmos 34:17-19, Davi escreve: "Os justos clamam, e o Senhor os ouve, e os livra de todas as suas angústias. O Senhor está perto dos que têm o coração quebrantado e salva os contritos de espírito. Muitas são as aflições do justo, mas o Senhor o livra de todas."

Os Salmos refletem uma profunda compreensão da psicologia humana. Eles capturam uma ampla gama de emoções – desde o desespero até a alegria – e demonstram como a expressão dessas emoções diante de Deus pode ser uma forma de cura. Isso está alinhado com a terapia da aceitação e compromisso (ACT), que sugere que a aceitação de nossas emoções, em vez de evitá-las ou suprimi-las, pode levar a uma vida mais plena e significativa.

A oração e a meditação sobre os Salmos também têm benefícios documentados pela neurociência. Práticas espirituais como a oração podem ativar regiões do cérebro associadas à empatia e à regulação emocional, promovendo um estado de paz e reduzindo a resposta ao estresse. Estudos de neuroimagem mostraram que indivíduos que regularmente praticam a meditação religiosa ou espiritual tendem a ter maior volume de matéria cinzenta em áreas do cérebro envolvidas no processamento emocional e na autoconsciência.

Libertação Através dos Profetas

Os profetas do Antigo Testamento frequentemente chamavam o povo à libertação espiritual e social. Isaías 61:1-2 proclama: "O Espírito do Senhor Deus está sobre mim, porque o Senhor me ungiu para pregar boas novas aos mansos; enviou-me a restaurar os contritos de coração, a proclamar liberdade aos cativos, e a abertura de prisão aos presos; a apregoar o ano aceitável do Senhor."

Os profetas atuavam como agentes de mudança, chamando o povo a se afastar da injustiça e a voltar para Deus. Eles não apenas previam a libertação futura, mas também incentivavam ações imediatas para alcançar a justiça e a renovação espiritual. Do ponto de vista sociológico, as mensagens dos profetas podem ser vistas como um chamado para a transformação social e pessoal, promovendo a ideia de que a verdadeira libertação envolve tanto a mudança interna quanto a externa.

A Libertação Através de Jesus Cristo: O Papel Central da Libertação na Mensagem de Jesus

O Novo Testamento apresenta Jesus Cristo como o Libertador supremo, cuja vida, morte e ressurreição trouxeram uma nova dimensão de libertação ao mundo. A mensagem de Jesus não se restringe apenas à libertação espiritual, mas abrange a cura física, a restauração emocional e a transformação social.

Libertação Espiritual e o Perdão dos Pecados

No cerne da mensagem de Jesus está a libertação espiritual através do perdão dos pecados. Em João 8:36, Jesus declara: "Se, pois, o Filho vos libertar, verdadeiramente sereis livres." Esta libertação é oferecida a todos que crerem em Jesus, trazendo-lhes uma nova vida em comunhão com Deus.

O conceito de libertação espiritual também está alinhado com os princípios da psicoterapia, especialmente no que diz respeito ao perdão e à redenção pessoal. A terapia centrada na compaixão, por exemplo, enfatiza a importância do perdão – tanto para si mesmo quanto para os outros – como um meio de aliviar a culpa e a vergonha, permitindo uma maior liberdade emocional e mental. O ato de perdoar tem sido associado a uma redução do estresse e da ansiedade, bem como a uma melhora na saúde mental geral.

Cura Física e Libertação dos Aflitos

Jesus frequentemente demonstrava sua autoridade divina através da cura física. Em Lucas 4:18-19, Ele lê da profecia de Isaías: "O Espírito do Senhor está sobre mim, pelo que me ungiu para evangelizar os pobres; enviou-me para proclamar liberdade aos cativos, e restauração da vista aos cegos, para pôr em liberdade os oprimidos, e proclamar o ano aceitável do Senhor." A cura dos doentes e a libertação dos oprimidos eram sinais tangíveis do Reino de Deus se manifestando no mundo.

Do ponto de vista médico, os relatos de curas milagrosas podem ser interpretados de várias maneiras. Além do aspecto espiritual, essas curas podem refletir o poder da fé e da esperança na recuperação. Estudos sobre o efeito placebo demonstram que a crença na cura pode, de fato, ativar mecanismos de auto-recuperação no corpo, resultando em melhorias reais na saúde. A confiança em Jesus e a expectativa de cura podem ter atuado como catalisadores poderosos para a recuperação.

Transformação Social e Libertação dos Marginalizados

Jesus também proclamou uma mensagem de libertação social. Ele desafiou as normas sociais e religiosas de sua época, acolhendo os marginalizados e os excluídos. Em Mateus 11:28, Ele convida: "Vinde a mim, todos os que estais cansados e oprimidos, e eu vos aliviarei." Jesus ofereceu descanso e renovação a todos que estavam sobrecarregados, não apenas espiritualmente, mas também socialmente e economicamente.

Este aspecto da libertação social é significativo na teoria da justiça social e nos movimentos de empoderamento. Jesus exemplificou o ideal de uma sociedade inclusiva, onde todos são valorizados e têm a oportunidade de experimentar a liberdade e a dignidade. Sua vida e ensinamentos inspiraram movimentos modernos de justiça social que buscam libertar os oprimidos e promover a equidade.

A Ressurreição: A Vitória Final Sobre a Morte e a Escravidão

A ressurreição de Jesus é o ápice da sua mensagem de libertação. Em 1 Coríntios 15:55-57, Paulo celebra: "Onde está, ó morte, a tua vitória? Onde está, ó morte, o teu aguilhão? O aguilhão da morte é o pecado, e a força do pecado é a lei. Mas graças a Deus, que nos dá a vitória por nosso Senhor Jesus Cristo." A ressurreição de Jesus é a vitória definitiva sobre a morte e a escravidão, oferecendo a promessa de vida eterna e de uma nova criação.

Libertação no Novo Testamento: O Poder do Espírito Santo e a Transformação Pessoal

Após a ascensão de Jesus, o Espírito Santo desempenha um papel crucial na continuação da obra de libertação. O Novo Testamento apresenta o Espírito Santo como o agente de transformação e libertação pessoal, capacitando os crentes a viverem vidas novas e cheias de propósito.

O Espírito Santo como Consolador e Guia

Em João 14:16-17, Jesus promete: "E eu rogarei ao Pai, e ele vos dará outro Consolador, para que fique convosco para sempre; o Espírito.

Capítulo 3: Ciência e Libertação

A Mente e o Cérebro: Entendendo a Conexão entre Nossos Pensamentos, Emoções e Bem-Estar

A busca por libertação, seja espiritual ou emocional, encontra um campo fértil na compreensão da mente humana e sua relação com o cérebro. Ao longo das últimas décadas, avanços na neurociência e na psicologia têm revelado a complexa interdependência entre nossos pensamentos, emoções e bem-estar.

O Papel do Cérebro na Experiência Humana

O cérebro é a central de comando do corpo humano, regulando todas as nossas funções físicas e emocionais. Ele é composto por cerca de 86 bilhões de neurônios, que se comunicam através de sinapses, formando redes que governam tudo, desde movimentos simples até pensamentos complexos.

A relação entre o cérebro e a mente, no entanto, é multifacetada. Enquanto o cérebro é uma entidade física, a mente é a manifestação dos nossos pensamentos, sentimentos e consciências. Essa distinção é fundamental para compreender como podemos buscar a libertação, pois nos permite explorar não apenas os aspectos biológicos, mas também os espirituais e psicológicos da nossa experiência.

Neuroplasticidade: A Capacidade de Mudança do Cérebro

Um dos conceitos mais revolucionários na neurociência moderna é a neuroplasticidade – a capacidade do cérebro de se reorganizar e formar novas conexões ao longo da vida. Isso significa que, mesmo diante de traumas ou padrões negativos de pensamento, o cérebro possui uma incrível capacidade de recuperação e adaptação.

Estudos demonstram que práticas como a meditação e a terapia cognitivo-comportamental (TCC) podem efetivamente remodelar o cérebro. A TCC, por exemplo, ajuda os indivíduos a identificar e modificar pensamentos disfuncionais, resultando em melhorias significativas na saúde mental. Através da TCC, as pessoas aprendem a desafiar padrões negativos de pensamento e a substituí-los por crenças mais positivas e adaptativas, promovendo a libertação de ciclos de ansiedade e depressão.

A Influência dos Pensamentos e Emoções no Bem-Estar

Nossos pensamentos e emoções têm um impacto profundo em nosso bem-estar geral. A conexão mente-corpo é evidenciada pelo eixo hipotálamo-hipófise-adrenal (HPA), que regula a resposta ao estresse. Quando enfrentamos situações estressantes, o cérebro ativa o HPA, liberando hormônios como o cortisol, que preparam o corpo para a "luta ou fuga". No entanto, o estresse crônico pode levar a uma série de problemas de saúde, incluindo ansiedade, depressão e doenças cardíacas.

A psicologia positiva explora como o cultivo de emoções positivas e pensamentos otimistas pode melhorar nosso bem-estar. Martin Seligman, um dos pioneiros dessa área, propõe que focar em nossos pontos fortes e desenvolver uma mentalidade de gratidão pode levar a uma vida mais satisfatória e plena. A prática regular da gratidão, por exemplo, tem sido associada a níveis mais baixos de estresse e maior resiliência emocional.

Perspectiva Bíblica sobre a Mente e as Emoções

A Bíblia oferece uma rica fonte de sabedoria sobre a importância de nossos pensamentos e emoções na busca por libertação e bem-estar. Em Provérbios 4:23, lemos: "Sobre tudo o que se deve guardar, guarda o teu coração, porque dele procedem as fontes da vida." Este versículo destaca a importância de proteger nossos pensamentos e emoções, pois eles moldam nossa vida e bem-estar.

Em Filipenses 4:6-7, Paulo nos encoraja a enfrentar a ansiedade através da oração e da gratidão: "Não estejais inquietos por coisa alguma; antes as vossas petições sejam em tudo conhecidas diante de Deus pela oração e súplica com ação de graças. E a paz de Deus, que excede todo o entendimento, guardará os vossos corações e os vossos sentimentos em Cristo Jesus." A prática da oração e da gratidão pode trazer uma profunda sensação de paz e libertação das preocupações.

A Bíblia também enfatiza a renovação da mente como um caminho para a transformação. Em Romanos 12:2, Paulo escreve: "E não vos conformeis com este mundo, mas transformai-vos pela renovação da vossa mente, para que experimenteis qual seja a boa, agradável e perfeita vontade de Deus." Isso sugere que ao renovar nossos pensamentos, podemos experimentar uma transformação profunda em nossas vidas, alinhando-nos com a vontade de Deus e encontrando verdadeira libertação.

Psicologia da Libertação: Abordagens Terapêuticas para a Cura Emocional e Psicológica

A psicologia oferece várias abordagens para a cura emocional e psicológica, muitas das quais se alinham com os princípios bíblicos de libertação e renovação. Essas abordagens visam ajudar os indivíduos a superar traumas, mudar padrões de pensamento negativos e desenvolver uma vida mais plena e equilibrada.

Terapia Cognitivo-Comportamental (TCC)

A TCC é uma forma de terapia baseada na ideia de que nossos pensamentos, emoções e comportamentos estão interconectados. Ao identificar e modificar pensamentos disfuncionais, a TCC ajuda os indivíduos a mudar seus padrões emocionais e comportamentais, promovendo a libertação de ciclos de ansiedade e depressão.

Por exemplo, alguém que constantemente se sente inútil pode aprender, através da TCC, a desafiar essa crença e substituí-la por uma visão mais positiva de si mesmo. Isso está em consonância com o ensinamento bíblico em 2 Coríntios 10:5, que nos encoraja a "levar cativo todo pensamento à obediência de Cristo". Ao alinhar nossos pensamentos com a verdade de Deus, podemos experimentar uma transformação profunda e libertadora.

Terapia de Aceitação e Compromisso (ACT)

A ACT é outra abordagem terapêutica que se concentra na aceitação das emoções e na mudança de comportamentos. Em vez de evitar ou lutar contra emoções negativas, a ACT encoraja os indivíduos a aceitar suas experiências internas e a agir de acordo com seus valores mais profundos.

Essa abordagem ressoa com a prática bíblica de entrega a Deus e aceitação de Sua vontade. Em Mateus 11:28-30, Jesus convida: "Vinde a mim, todos os que estais cansados e oprimidos, e eu vos aliviarei. Tomai sobre vós o meu jugo, e aprendei de mim, que sou manso e humilde de coração; e encontrareis descanso para as vossas almas. Porque o meu jugo é suave, e o meu fardo é leve." A ACT, assim como o convite de Jesus, promove a aceitação e a busca de um caminho que leva à paz interior e à liberdade.

Psicologia Positiva

A psicologia positiva, introduzida por Martin Seligman, foca no fortalecimento das qualidades positivas e na construção de uma vida plena e significativa. Essa abordagem promove o desenvolvimento de emoções positivas, relacionamentos saudáveis, propósito de vida e realização pessoal.

O enfoque da psicologia positiva na gratidão, no perdão e na esperança está profundamente alinhado com ensinamentos bíblicos. Em 1 Tessalonicenses 5:16-18, Paulo nos instrui: "Regozijai-vos sempre. Orai sem cessar. Em tudo dai graças, porque esta é a vontade de Deus em Cristo Jesus para convosco." Ao cultivar a gratidão e a alegria, podemos experimentar uma vida mais plena e libertadora.

A Importância do Perdão

O perdão é uma ferramenta poderosa para a libertação emocional e espiritual. A pesquisa psicológica mostra que o perdão pode levar à redução do estresse, melhorar a saúde mental e fortalecer os relacionamentos. Em Mateus 6:14-15, Jesus ensina: "Porque, se perdoardes aos homens as suas ofensas, também vosso Pai celestial vos perdoará a vós. Se, porém, não perdoardes aos homens as suas ofensas, também vosso Pai vos não perdoará as vossas ofensas."

A psicologia da libertação, um campo que explora o impacto do perdão, sugere que liberar ressentimentos pode liberar energia mental e emocional, permitindo que as pessoas se concentrem em aspectos mais positivos e construtivos de suas vidas.

Neurociência e Espiritualidade: Como a Espiritualidade Influencia a Plasticidade Cerebral e a Saúde Mental

A relação entre espiritualidade e saúde mental tem sido um foco crescente de pesquisa na neurociência. Estudos mostram que práticas espirituais e religiosas podem ter um impacto positivo significativo na estrutura e função do cérebro, promovendo a saúde mental e a resiliência.

A Neurociência da Oração e Meditação

A oração e a meditação são práticas centrais em muitas tradições espirituais e têm mostrado efeitos benéficos na saúde mental. A neurociência revela que essas práticas podem alterar a atividade cerebral e promover bem-estar.

Em um estudo publicado na revista "Psychological Science", pesquisadores descobriram que a meditação regular pode aumentar a densidade da matéria cinzenta em áreas do cérebro associadas à memória, empatia e regulação emocional. Além disso, a meditação reduz a atividade na amígdala, a região do cérebro responsável pela resposta ao estresse e à ansiedade.

A Neurociência da Oração e Meditação (continuação)

A oração, por sua vez, tem sido associada a uma maior conectividade nas áreas do cérebro envolvidas na empatia e na autoconsciência. Em Filipenses 4:6-7, Paulo nos encoraja a usar a oração como um meio de alcançar a paz: "Não estejais inquietos por coisa alguma; antes as vossas petições sejam em tudo conhecidas diante de Deus pela oração e súplica com ação de graças. E a paz de Deus, que excede todo o entendimento, guardará os vossos corações e os vossos sentimentos em Cristo Jesus."

A pesquisa científica apoia essa visão. Estudos mostraram que a oração pode reduzir a ativação do sistema de resposta ao estresse, resultando em uma diminuição dos níveis de cortisol e uma maior sensação de calma e bem-estar. A prática regular da oração também está associada a uma melhor saúde cardiovascular e a um sistema imunológico mais robusto.

O Dr. Andrew Newberg, um pioneiro no campo da neuroteologia, explora como a espiritualidade e as práticas religiosas influenciam a função cerebral. Em seu livro "How God Changes Your Brain", Newberg demonstra que a oração e a meditação aumentam a atividade nos lobos frontais do cérebro, regiões associadas ao foco, planejamento e controle emocional. Ele afirma que essas práticas espirituais podem literalmente remodelar nosso cérebro, promovendo um estado de paz e bem-estar duradouro.

A Espiritualidade e a Plasticidade Cerebral

A plasticidade cerebral refere-se à capacidade do cérebro de se reorganizar e formar novas conexões neurais ao longo da vida. Isso significa que nossas experiências, pensamentos e práticas podem realmente moldar a estrutura e a função do nosso cérebro.

A espiritualidade e as práticas religiosas têm sido associadas a mudanças positivas na plasticidade cerebral. Um estudo publicado na revista "JAMA Psychiatry" encontrou que pessoas com altos níveis de religiosidade ou espiritualidade tinham um córtex mais espesso em áreas do cérebro associadas à redução do risco de depressão. Essas mudanças estruturais podem explicar por que a fé e a espiritualidade frequentemente promovem resiliência emocional e uma sensação de propósito e bem-estar.

Além disso, a prática de orações contemplativas, como a oração do silêncio ou a leitura meditativa das Escrituras, pode estimular o crescimento de novas conexões neurais, promovendo uma mente mais flexível e adaptável. Em Romanos 12:2, Paulo nos exorta a sermos transformados pela renovação da nossa mente, uma prática que a neurociência agora mostra ser possível através da espiritualidade e da oração.

Saúde Mental e Espiritualidade

A espiritualidade desempenha um papel vital na promoção da saúde mental. Estudos mostraram que pessoas com forte fé religiosa ou espiritual têm taxas mais baixas de depressão, ansiedade e suicídio. Elas também tendem a se recuperar mais rapidamente de traumas e a lidar melhor com o estresse.

Isso pode ser atribuído a vários fatores. A espiritualidade oferece um senso de propósito e significado na vida, proporcionando uma base sólida para enfrentar adversidades. Em Jeremias 29:11, Deus nos assegura: "Porque eu sei os planos que tenho para vocês", diz o Senhor, "planos de prosperar e não de causar dano, planos de dar-lhes esperança e um futuro." Esse senso de esperança e propósito pode ser um poderoso motivador para a cura e a libertação.

A espiritualidade também promove a comunidade e o apoio social, que são cruciais para a saúde mental. Hebreus 10:24-25 nos encoraja: "E consideremo-nos uns aos outros para nos incentivarmos ao amor e às boas obras. Não deixemos de reunir-nos como igreja, segundo o costume de alguns, mas encorajemo-nos uns aos outros, ainda mais quando vocês veem que se aproxima o Dia." A participação em comunidades religiosas oferece suporte emocional e social, ajudando as pessoas a se sentirem conectadas e apoiadas.

O Poder da Oração: Evidências Científicas e Testemunhos Médicos

A oração tem sido uma parte essencial da experiência humana ao longo da história, proporcionando conforto, esperança e uma sensação de conexão com o Senhor. Recentemente, a ciência tem começado a explorar e validar os benefícios da oração para a saúde mental e física.

Estudos Científicos sobre a Oração

Vários estudos têm investigado o impacto da oração na saúde. Um estudo publicado no "British Journal of Health Psychology" descobriu que pessoas que oram regularmente têm menor pressão arterial e níveis reduzidos de cortisol, o hormônio do estresse. Isso sugere que a oração pode atuar como um mecanismo eficaz de gerenciamento do estresse.

Outro estudo na revista "Social Science & Medicine" encontrou que a oração estava associada a um maior bem-estar emocional e a uma melhor qualidade de vida. Os participantes que se envolviam em práticas de oração relatavam menos sintomas de ansiedade e depressão e uma maior sensação de paz interior.

A oração intercessória, onde se ora pelos outros, também tem mostrado benefícios. Um estudo publicado na "American Heart Journal" analisou pacientes que passaram por cirurgia cardíaca e descobriram que aqueles por quem se orou experimentaram menos complicações e se recuperaram mais rapidamente em comparação com aqueles que não foram objeto de oração intercessória.

Testemunhos Médicos sobre a Oração

Médicos e profissionais de saúde também têm testemunhado os efeitos positivos da oração em seus pacientes. O Dr. Larry Dossey, autor de "Healing Words: The Power of Prayer and the Practice of Medicine", defende que a oração pode ser uma ferramenta poderosa para a cura. Ele argumenta que a oração não apenas melhora a saúde mental e emocional, mas também pode ter efeitos físicos tangíveis, ajudando na recuperação de doenças e cirurgias.

O Dr. Herbert Benson, professor da Harvard Medical School e fundador do Benson-Henry Institute for Mind Body Medicine, estudou os efeitos da oração e da meditação na saúde. Ele desenvolveu o conceito de "resposta de relaxamento", um estado de calma profunda que pode ser induzido por práticas como a oração repetitiva. Benson descobriu que essa resposta pode reduzir a pressão arterial, diminuir a frequência cardíaca e melhorar a função imunológica.

O Papel da Fé na Cura

A fé desempenha um papel crucial na eficácia da oração. Em Marcos 11:24, Jesus ensina: "Portanto, eu lhes digo: tudo o que vocês pedirem em oração, creiam que já o receberam, e assim sucederá." A crença no poder da oração e a confiança em Deus são elementos fundamentais para experimentar seus benefícios completos.

A fé pode fortalecer a resiliência emocional e a capacidade de enfrentar adversidades. Em Hebreus 11:1, a fé é descrita como "a certeza daquilo que esperamos e a prova das coisas que não vemos." Essa certeza pode proporcionar um senso de segurança e esperança, mesmo em situações desafiadoras.

Integração da Oração na Prática Terapêutica

Alguns terapeutas integram a oração em suas práticas terapêuticas, especialmente em contextos onde a espiritualidade é uma parte importante da vida do cliente. Isso pode incluir a oração como parte da sessão de terapia ou o encorajamento de práticas de oração fora da terapia.

A terapia baseada na fé reconhece o valor das crenças espirituais e religiosas no processo de cura. Em 1 Tessalonicenses 5:17, Paulo nos instrui a "orar sem cessar," sugerindo que a oração deve ser uma parte contínua e integral da nossa vida. Incorporar a oração na terapia pode ajudar os clientes a se sentirem mais conectados com sua fé e mais suportados em sua jornada de cura.

Conclusão: A Síntese entre Ciência, Espiritualidade e Libertação

A ciência e a espiritualidade, muitas vezes vistas como domínios separados, podem convergir de maneira poderosa na busca pela libertação. A neurociência nos mostra que o cérebro possui uma incrível capacidade de mudança e adaptação, possibilitando uma transformação profunda através da renovação de nossos pensamentos e práticas espirituais. A psicologia oferece ferramentas práticas para a cura emocional e psicológica, muitas das quais ecoam os princípios bíblicos de perdão, gratidão e renovação da mente.

A Bíblia, com sua rica tapeçaria de ensinamentos sobre a libertação, nos fornece um mapa espiritual para alcançar uma vida plena e livre. As histórias de libertação no Antigo Testamento, a mensagem transformadora de Jesus Cristo e o poder renovador do Espírito Santo nos inspiram a buscar a liberdade em todas as áreas da nossa vida.

Em última análise, a libertação é um processo contínuo que envolve a mente, o corpo e o espírito. Ao integrar a sabedoria bíblica com os insights científicos e terapêuticos, podemos embarcar em uma jornada de cura e renovação que nos leva a uma vida de paz, propósito e verdadeira liberdade.

Inspiração Final

Lembre-se sempre das palavras de Filipenses 4:13: "Tudo posso naquele que me fortalece." Essa promessa nos lembra que, independentemente dos desafios que enfrentamos, temos o poder de superá-los através da força que encontramos em Deus. Com fé, ciência e determinação, tudo é possível.

Capítulo 4: Integrando a Ciência e a Espiritualidade

A interconexão entre corpo, mente e espírito é um conceito que atravessa séculos de tradição espiritual e é cada vez mais reconhecido pela ciência moderna. Ao compreender essa interligação, podemos explorar como práticas espirituais, como a oração e a meditação, impactam nossa saúde física e emocional. Além disso, o poder da gratidão e do perdão revela-se crucial para a cura integral do ser humano. Este capítulo busca inspirar o leitor a integrar ciência e espiritualidade em uma jornada contínua de autoconhecimento e bem-estar.

A Interconexão entre Corpo, Mente e Espírito: Reconhecendo a Unidade do Ser Humano

A visão holística do ser humano como uma unidade de corpo, mente e espírito é central em muitas tradições espirituais e está sendo progressivamente validada pela ciência. A Bíblia frequentemente fala da complexidade e da interconexão da natureza humana. Em 1 Tessalonicenses 5:23, Paulo expressa esta visão integrada: "E o próprio Deus de paz vos santifique em tudo; e todo o vosso espírito, e alma, e corpo sejam plenamente conservados irrepreensíveis para a vinda de nosso Senhor Jesus Cristo."

A Ciência da Interconexão

A ciência moderna explora essa interconexão através de várias disciplinas. A psicossomática, por exemplo, investiga como os estados emocionais e mentais afetam diretamente a saúde física. Estudos têm demonstrado que emoções negativas, como o estresse e a raiva, podem exacerbar condições físicas como doenças cardíacas e hipertensão, enquanto emoções positivas promovem a recuperação e a resistência à doença.

A neurociência também revela como nossos pensamentos e emoções influenciam a função cerebral e, consequentemente, nossa saúde física. O sistema nervoso autônomo, que regula processos involuntários como a frequência cardíaca e a digestão, é profundamente afetado pelo nosso estado emocional. A prática de técnicas de relaxamento, como a meditação e a oração, pode equilibrar o sistema nervoso, promovendo a saúde geral.

A Visão Bíblica da Unidade

A Bíblia reflete uma compreensão profunda dessa interconexão. Em Provérbios 17:22, é dito: "O coração alegre serve de bom remédio, mas o espírito abatido seca os ossos." Este versículo sugere que a saúde emocional tem um impacto direto na saúde física, um conceito que a ciência moderna agora confirma.

A cura holisticamente integrada é exemplificada na prática e ensino de Jesus. Em Marcos 2:9-12, Jesus cura um paralítico, abordando tanto a condição física quanto espiritual ao dizer: "Filho, os teus pecados estão perdoados." E, ao curar a paralisia, Ele demonstra que a saúde física e espiritual estão interligadas.

A Prática da Oração e Meditação: Benefícios Espirituais e Científicos da Conexão com o Divino

A oração e a meditação são práticas espirituais antigas que têm sido centrais em muitas culturas e religiões ao longo da história. Elas não só alimentam a conexão com o divino, mas também oferecem benefícios profundos para a saúde mental e física.

Oração e Saúde Mental

A oração é um componente vital da fé cristã, visto em muitos exemplos bíblicos onde a oração resulta em paz, sabedoria e intervenção divina. Em Filipenses 4:6-7, Paulo nos encoraja: "Não andeis ansiosos por coisa alguma; antes, em tudo, sejam os vossos pedidos conhecidos diante de Deus pela oração e súplica com ação de graças; e a paz de Deus, que excede todo o entendimento, guardará os vossos corações e as vossas mentes em Cristo Jesus."

Cientificamente, a oração tem sido associada a uma redução do estresse e da ansiedade. Estudos mostram que a prática regular da oração pode diminuir os níveis de cortisol, o hormônio do estresse, e aumentar a sensação de calma e bem-estar. A oração também pode ativar áreas do cérebro associadas à empatia, compaixão e conexão social.

Meditação e Plasticidade Cerebral

A meditação, que também é uma prática espiritual profundamente arraigada em várias tradições, incluindo o cristianismo (como na meditação silenciosa ou contemplativa), tem mostrado impactar significativamente a plasticidade cerebral. Salmos 1:2-3 descreve o valor da meditação na Palavra de Deus: "Antes, tem o seu prazer na lei do Senhor, e na sua lei medita de dia e de noite. Pois será como a árvore plantada junto a ribeiros de águas, a qual dá o seu fruto na estação própria, e cujas folhas não caem, e tudo quanto fizer prosperará."

Neurocientificamente, a meditação pode aumentar a densidade da matéria cinzenta nas áreas do cérebro responsáveis pelo aprendizado, memória e regulação emocional. Pesquisas realizadas por Sara Lazar e sua equipe de Harvard encontraram evidências de que a meditação pode literalmente remodelar o cérebro, aumentando a espessura cortical e promovendo a neuroplasticidade.

Testemunhos Médicos sobre Oração e Meditação

Profissionais de saúde têm cada vez mais reconhecido os benefícios da oração e da meditação na medicina. O Dr. Herbert Benson, por exemplo, desenvolveu o conceito de "resposta de relaxamento", que pode ser induzido por práticas de meditação e oração, ajudando a reduzir a pressão arterial e melhorar a função imunológica.

O Dr. Dale Matthews, um defensor do uso da oração na prática médica, documenta em seu livro "The Faith Factor" como a oração pode atuar como um poderoso complemento à medicina tradicional, promovendo a cura e o bem-estar emocional.

O Poder da Gratidão e Perdão: Impactos Positivos em Nossa Saúde Física e Emocional

Gratidão e perdão são dois pilares fundamentais tanto na fé cristã quanto na psicologia positiva. Ambos têm um impacto profundo e mensurável em nossa saúde emocional e física.

A Ciência da Gratidão

A prática da gratidão envolve reconhecer e apreciar os aspectos positivos da vida, independentemente das circunstâncias. Em 1 Tessalonicenses 5:18, Paulo nos ensina: "Em tudo dai graças, porque esta é a vontade de Deus em Cristo Jesus para convosco."

Pesquisas na área de psicologia positiva mostram que a gratidão pode melhorar significativamente a saúde mental e o bem-estar geral. Um estudo publicado na "Journal of Personality and Social Psychology" descobriu que pessoas que mantinham um diário de gratidão experimentavam maiores níveis de alerta, entusiasmo, determinação e energia. A gratidão também tem sido associada a uma melhor qualidade do sono, menor pressão arterial e uma redução nos sintomas de depressão.

Neurocientificamente, a prática da gratidão pode ativar as regiões do cérebro associadas à recompensa e ao prazer, como o córtex pré-frontal medial e o núcleo accumbens. Isso sugere que expressar gratidão pode promover sentimentos duradouros de felicidade e satisfação.

O Poder Transformador do Perdão

O perdão é um tema central no cristianismo, exemplificado pelo ensinamento de Jesus em Mateus 6:14-15: "Porque, se perdoardes aos homens as suas ofensas, também vosso Pai celestial vos perdoará a vós. Se, porém, não perdoardes aos homens as suas ofensas, também vosso Pai vos não perdoará as vossas ofensas."

A ciência apóia essa perspectiva, mostrando que o perdão pode ter efeitos profundos na saúde emocional e física. Perdoar pode reduzir sentimentos de raiva, ressentimento e estresse, que são prejudiciais à saúde. Estudos também indicam que o perdão pode melhorar a função cardiovascular, aumentar a longevidade e promover um maior senso de bem-estar.

No campo da psicologia, a terapia focada no perdão tem sido utilizada para ajudar indivíduos a superar traumas e feridas emocionais. Essa abordagem promove a cura emocional e permite que as pessoas avancem em suas vidas de maneira mais saudável e produtiva.

Integração Prática de Ciência e Espiritualidade

A integração da ciência e da espiritualidade não é apenas teórica; pode ser aplicada de maneira prática na vida diária para promover uma saúde holística.

Cultive a Meditação e a Oração Diárias: Reserve um tempo todos os dias para meditar ou orar. Isso pode ser um momento de conexão silenciosa com Deus, reflexão sobre passagens bíblicas ou simplesmente um tempo de gratidão.

Pratique a Gratidão: Mantenha um diário de gratidão onde você anota três coisas pelas quais é grato todos os dias. Isso pode ajudar a cultivar uma perspectiva positiva e aumentar sua resiliência emocional.

Exercite o Perdão: Reflita sobre quaisquer ressentimentos ou mágoas que você possa estar carregando e trabalhe ativamente para perdoar aqueles que o feriram. Lembre-se das palavras de Jesus em Lucas 6:37: "Perdoai, e sereis perdoados."

Busque o Equilíbrio entre Corpo, Mente e Espírito: Reconheça a importância de cuidar de todas as partes de seu ser. Isso inclui práticas como uma alimentação saudável, exercício regular, e a busca de conexões espirituais.

Participar de grupos ou comunidades espirituais pode fornecer apoio emocional e social, e encorajá-lo em sua jornada espiritual. Estas conexões sociais podem ser uma fonte poderosa de motivação e inspiração, ajudando a integrar a ciência e a espiritualidade em sua vida diária.

A Interconexão entre Corpo, Mente e Espírito: Reconhecendo a Unidade do Ser Humano

A visão holística da interconexão entre corpo, mente e espírito não é apenas um conceito teórico; é uma realidade vivida que pode ser observada em nossa experiência cotidiana. Em muitas tradições espirituais, especialmente no cristianismo, o ser humano é visto como uma unidade integrada que precisa de equilíbrio para alcançar a saúde e o bem-estar completos.

Bases Bíblicas da Unidade

A Bíblia apresenta numerosos exemplos e ensinamentos que enfatizam a interconexão do ser humano. Por exemplo, em 3 João 1:2, é dito: "Amado, desejo que te vá bem em todas as coisas, e que tenhas saúde, assim como bem vai a tua alma." Este versículo reflete o desejo de bem-estar físico, mental e espiritual, mostrando que essas dimensões estão interligadas.

Além disso, em 1 Coríntios 6:19-20, Paulo nos lembra que nossos corpos são "templos do Espírito Santo", indicando que o cuidado com o corpo é essencial tanto para a saúde espiritual quanto para a física. "Ou não sabeis que o vosso corpo é o templo do Espírito Santo, que habita em vós, proveniente de Deus, e que não sois de vós mesmos? Porque fostes comprados por preço; glorificai, pois, a Deus no vosso corpo, e no vosso espírito, os quais pertencem a Deus."

Confirmação Científica

A ciência moderna confirma essa interconexão por meio de várias descobertas. O campo da psiconeuroimunologia explora como o sistema nervoso, o sistema imunológico e a mente interagem, mostrando que o estresse mental pode enfraquecer a resposta imunológica e que o bem-estar emocional pode reforçar nossa resistência a doenças.

Estudos de Kiecolt-Glaser e Glaser sobre o impacto do estresse psicológico em estudantes durante exames mostram que níveis elevados de estresse reduzem a atividade das células assassinas naturais, importantes na defesa do corpo contra infecções e cânceres. Por outro lado, práticas que promovem o relaxamento e a paz mental, como a meditação e a oração, têm sido associadas a melhorias na função imunológica.

A pesquisa em neurociência também apoia essa visão integrada. A prática regular de mindfulness, uma forma de meditação, tem demonstrado alterar a estrutura do cérebro, aumentando a espessura cortical em áreas relacionadas à atenção e regulação emocional. Este achado, relatado por Sara Lazar em seu estudo de 2011, sugere que práticas espirituais podem promover mudanças positivas na função cerebral.

A Prática da Oração e Meditação: Benefícios Espirituais e Científicos da Conexão com o Divino

A oração e a meditação não são apenas práticas espirituais; elas têm benefícios tangíveis que são agora reconhecidos pela ciência moderna. Elas fornecem um meio de conectar-se com o divino, enquanto promovem a saúde mental e física.

Comunicação com o Divino

Na tradição cristã, a oração é vista como uma linha direta de comunicação com Deus. Jesus frequentemente enfatizou a importância da oração. Em Mateus 7:7-8, Ele disse: "Pedi, e dar-se-vos-á; buscai, e encontrareis; batei, e abrir-se-vos-á. Pois todo o que pede, recebe; e quem busca, encontra; e, ao que bate, abrir-se-lhe-á."

A oração pode trazer paz e consolo em tempos de dificuldade, fornecendo uma sensação de segurança e conexão. Em Filipenses 4:6-7, Paulo encoraja: "Não andeis ansiosos por coisa alguma; antes, em tudo, sejam os vossos pedidos conhecidos diante de Deus pela oração e súplica com ação de graças; e a paz de Deus, que excede todo o entendimento, guardará os vossos corações e as vossas mentes em Cristo Jesus."

Cientificamente, estudos têm mostrado que a oração pode reduzir os níveis de estresse e promover a saúde mental. Pesquisas conduzidas por Harold G. Koenig, da Universidade de Duke, indicam que pessoas que oram regularmente têm uma maior sensação de bem-estar e lidam melhor com a adversidade.

Meditação: Foco e Tranquilidade

A meditação, uma prática de foco profundo e reflexão, é outra maneira poderosa de conectar-se com o divino. A Bíblia fala da importância da meditação em passagens como Josué 1:8: "Não se aparte da tua boca o livro desta lei; antes medita nele dia e noite, para que tenhas cuidado de fazer conforme tudo quanto nele está escrito; porque então farás prosperar o teu caminho, e serás bem-sucedido."

Do ponto de vista científico, a meditação tem sido amplamente estudada por seus efeitos positivos na saúde. A prática regular da meditação pode diminuir a atividade na amígdala, a parte do cérebro associada à resposta ao medo, e aumentar a atividade no córtex pré-frontal, que está envolvido na tomada de decisões e regulação emocional.

Um estudo de David Creswell e seus colegas na Carnegie Mellon University descobriu que a meditação mindfulness pode reduzir a inflamação e melhorar a resposta imunológica, demonstrando o impacto profundo que esta prática pode ter na saúde física.

Evidências Médicas

Profissionais de saúde têm cada vez mais reconhecido os benefícios da oração e da meditação. Dr. Herbert Benson, fundador do Mind/Body Medical Institute, cunhou o termo "resposta de relaxamento" para descrever os efeitos benéficos da meditação e da oração na redução do estresse e na promoção da saúde.

Dr. Andrew Newberg, um neurocientista e diretor de pesquisa na Thomas Jefferson University Hospital, tem investigado como a prática da oração e da meditação afeta o cérebro. Ele descobriu que essas práticas podem aumentar a atividade em áreas do cérebro associadas à compaixão e à atenção, enquanto diminuem a atividade em áreas relacionadas ao medo e ao estresse.

O Poder da Gratidão e Perdão: Impactos Positivos em Nossa Saúde Física e Emocional

Gratidão e perdão são elementos fundamentais da fé cristã e são reconhecidos pela ciência por seus efeitos transformadores na saúde e no bem-estar.

Gratidão: Reconhecimento do Positivo

A gratidão envolve reconhecer e apreciar os aspectos positivos da vida, mesmo em face de dificuldades. 1 Tessalonicenses 5:18 nos ensina: "Em tudo dai graças, porque esta é a vontade de Deus em Cristo Jesus para convosco."

Cientificamente, a prática da gratidão tem sido associada a uma série de benefícios. Estudos da psicóloga Dr. Robert Emmons mostraram que a gratidão pode aumentar os níveis de felicidade, melhorar a qualidade do sono e até mesmo fortalecer o sistema imunológico. Manter um diário de gratidão, onde você escreve regularmente sobre o que é grato, pode ser uma ferramenta poderosa para promover uma perspectiva positiva e bem-estar emocional.

A gratidão também pode remodelar o cérebro. Pesquisas indicam que praticar a gratidão pode ativar o sistema de recompensa do cérebro, liberando neurotransmissores como a dopamina, que promovem sentimentos de prazer e felicidade.

Perdão: Liberdade Emocional

O perdão é um ato de liberar ressentimento e hostilidade em relação àqueles que nos ofenderam. Mateus 6:14-15 diz: "Porque, se perdoardes aos homens as suas ofensas, também vosso Pai celestial vos perdoará a vós. Se, porém, não perdoardes aos homens as suas ofensas, também vosso Pai vos não perdoará as vossas ofensas."

A ciência apoia a ideia de que o perdão é benéfico para a saúde. Estudos indicam que o perdão pode reduzir o estresse, melhorar a saúde cardiovascular e promover um maior bem-estar emocional. A psicóloga Dr. Charlotte vanOyen Witvliet realizou estudos que mostram que a prática do perdão está associada a menores níveis de cortisol, o hormônio do estresse, e a uma melhor saúde mental.

O perdão não é apenas uma questão de liberar a outra pessoa, mas também de liberar a si mesmo do peso da raiva e do ressentimento. Isso pode levar a uma paz interior profunda e a uma maior capacidade de viver plenamente no presente.

Integração Prática de Ciência e Espiritualidade

A integração de ciência e espiritualidade pode ser aplicada de várias maneiras práticas para promover a saúde e o bem-estar holísticos.

Cultive a Meditação e a Oração Diárias: Reserve um tempo para a oração ou meditação todos os dias. Isso pode ser feito ao acordar, antes de dormir, ou durante momentos de pausa durante o dia. Esta prática pode fortalecer sua conexão espiritual e promover um estado mental mais calmo e centrado.

Pratique a Gratidão: Inicie um diário de gratidão ou simplesmente reserve um momento todos os dias para refletir sobre as coisas pelas quais você é grato. A gratidão pode ajudar a reorientar sua mente para o positivo e aumentar sua resiliência emocional.

Exercite o Perdão: Identifique áreas em sua vida onde você pode estar carregando ressentimento ou mágoa. Trabalhe ativamente no processo de perdão, seja perdoando a si mesmo ou aos outros. Lembre-se de que o perdão é um presente que você dá a si mesmo, liberando o peso emocional que essas emoções negativas podem carregar. Reflita sobre as palavras de

Jesus em Mateus 18:21-22: "Então Pedro, aproximando-se dele, disse: Senhor, até quantas vezes pecará meu irmão contra mim, e eu lhe perdoarei? Até sete? Jesus lhe disse: Não te digo que até sete; mas, até setenta vezes sete."

Busque Equilíbrio e Harmonia: Cuide do seu corpo, mente e espírito de forma equilibrada. Isso inclui praticar atividades físicas, nutrir sua mente com aprendizados positivos e espiritualmente enriquecedores, e alimentar sua alma com práticas que fortalecem sua fé. A Bíblia nos encoraja a viver em equilíbrio em 3 João 1:2: "Amado, desejo que te vá bem em todas as coisas, e que tenhas saúde, assim como bem vai a tua alma."

Engaje-se em Comunidades Espirituais: Participe de grupos ou comunidades que compartilhem seus valores espirituais e ofereçam apoio emocional. Essas conexões sociais são cruciais para a saúde emocional e podem fornecer encorajamento em sua jornada espiritual. Em Hebreus 10:24-25, somos encorajados a nos reunir e apoiar uns aos outros: "E consideremo-nos uns aos outros, para nos incentivarmos ao amor e às boas obras. Não deixemos de reunir-nos como igreja, segundo o costume de alguns, mas encorajemo-nos uns aos outros, ainda mais quando vocês veem que se aproxima o Dia."

Pratique a Autocompaixão: Seja gentil consigo mesmo, especialmente em tempos de desafio ou fracasso. A autocompaixão nos permite reconhecer nossa humanidade comum e tratar a nós mesmos com a mesma bondade que trataríamos um amigo. A Bíblia nos ensina a amar ao próximo como a nós mesmos em Marcos 12:31, o que implica que devemos também amar e cuidar de nós mesmos: "E o segundo, semelhante a este, é: Amarás o teu próximo como a ti mesmo. Não há outro mandamento maior do que estes."

Explore e Aprenda Continuamente: Continue buscando conhecimento tanto em áreas espirituais quanto científicas. A integração de novas ideias e práticas pode enriquecer sua vida e promover uma compreensão mais profunda do mundo e de si mesmo. A sabedoria é altamente valorizada na Bíblia, como vemos em Provérbios 4:7: "A sabedoria é a coisa principal; adquire, pois, a sabedoria, emprega tudo o que possuis na aquisição de entendimento."

Casos de Sucesso: Exemplos Inspiradores de Integração de Ciência e Espiritualidade

Muitas pessoas e profissionais têm encontrado sucesso e cura ao integrar ciência e espiritualidade em suas vidas. Vamos explorar alguns exemplos inspiradores.

O Papel Transformador da Oração em Pacientes com Doenças Crônicas

Em estudos conduzidos pelo Dr. Larry Dossey, foi observado que pacientes que oram ou são objeto de orações experimentam taxas de recuperação mais rápidas e uma melhor saúde geral. Em seu livro "Healing Words", Dossey discute como a oração intercessória tem sido demonstrada em ensaios clínicos controlados para ter um efeito positivo em pacientes com doenças crônicas.

Mindfulness e Redução do Estresse em Ambientes Corporativos

Empresas como Google e Aetna implementaram programas de mindfulness para seus funcionários, com resultados significativos. A prática da meditação mindfulness não só reduziu o estresse entre os funcionários, mas também melhorou a produtividade e a satisfação no trabalho. Essas práticas mostram como a ciência da meditação pode ser aplicada em contextos seculares para promover o bem-estar.

A Importância do Perdão no Processo de Cura

O trabalho do Dr. Frederic Luskin, da Universidade de Stanford, no projeto "Stanford Forgiveness Project" demonstrou que pessoas que participaram de programas de treinamento em perdão relataram uma diminuição significativa nos sentimentos de estresse e raiva, e melhorias na saúde física e emocional. O Dr. Luskin enfatiza que o perdão não é apenas um ato moral, mas também uma prática de saúde.

Reflexão Final: O Caminho para a Cura e o Crescimento Holístico

Integrar ciência e espiritualidade é uma jornada que nos leva a uma compreensão mais profunda de nós mesmos e do mundo ao nosso redor. Quando reconhecemos a unidade do corpo, mente e espírito, e incorporamos práticas como a oração, meditação, gratidão e perdão em nossas vidas, podemos alcançar um estado de bem-estar e harmonia que é verdadeiramente transformador.

A ciência oferece evidências robustas dos benefícios dessas práticas, enquanto a espiritualidade nos fornece o significado e a conexão que alimentam nossa alma. Juntas, elas nos guiam em uma jornada de cura, crescimento e realização pessoal.

Jeremias 29:11 nos lembra da promessa de Deus para nosso bem-estar: "Porque eu sei os planos que tenho para vocês', diz o Senhor, 'planos de prosperidade e não de calamidade, para vos dar um futuro e uma esperança."

Ao buscar conhecimento e integrar essas verdades em nossas vidas, estamos nos aproximando da plenitude para a qual fomos criados. Que possamos continuar essa busca com coragem, fé e gratidão, sabendo que cada passo nos aproxima da cura completa e do bem-estar integral.

Capítulo 5: Libertação Pessoal e Relacional

A libertação pessoal e relacional é uma jornada complexa e profunda, que requer introspecção, coragem e um desejo fervoroso de mudança. Neste capítulo, exploraremos como lidar com traumas emocionais, superar o ego e estabelecer limites saudáveis em relacionamentos, com ênfase na importância do hiperfoco — a capacidade de concentrar-se intensamente em uma única tarefa ou objetivo. Combinando insights científicos e bíblicos, ofereceremos uma visão holística e prática para alcançar a liberdade interior e relacional.

Libertação das Amarras Emocionais: Lidando com Traumas e Feridas do Passado

Os traumas e feridas emocionais do passado podem nos prender em um ciclo de dor e estagnação, impedindo-nos de viver plenamente. A libertação dessas amarras emocionais é essencial para uma vida saudável e produtiva.

Entendendo o Trauma

O trauma pode ser definido como uma resposta emocional a um evento terrível, como um acidente, abuso ou desastre natural. Peter Levine, um pioneiro no campo da terapia de trauma, descreve o trauma como algo que fica "preso" no corpo e na mente, e que precisa ser processado para ser liberado.

A Bíblia também reconhece a realidade do sofrimento e oferece esperança para a cura. Em Salmos 34:18, lemos: "Perto está o Senhor dos que têm o coração quebrantado, e salva os contritos de espírito." Este versículo nos lembra que, mesmo em nossos momentos mais difíceis, Deus está próximo e disposto a nos ajudar na nossa jornada de cura.

Abordagens Terapêuticas para a Cura

A ciência moderna oferece várias abordagens eficazes para lidar com traumas e feridas emocionais:

Terapia Cognitivo-Comportamental (TCC): Esta abordagem ajuda os indivíduos a identificar e mudar padrões de pensamento negativos e comportamentos destrutivos. Estudos mostram que a TCC é eficaz no tratamento de PTSD (Transtorno de Estresse Pós-Traumático) e outras condições relacionadas ao trauma.

EMDR (Desensibilização e Reprocessamento através dos Movimentos Oculares): Desenvolvida por Francine Shapiro, esta terapia envolve a reprocessamento de memórias traumáticas enquanto o paciente segue movimentos oculares guiados. Pesquisas indicam que o EMDR pode acelerar o processo de cura e reduzir os sintomas de trauma.

Mindfulness e Meditação: A prática da mindfulness pode ajudar a acalmar a mente e permitir que as pessoas se conectem com suas emoções de maneira saudável. Estudos demonstram que a meditação pode reduzir os sintomas de ansiedade e depressão, frequentemente associados ao trauma.

A integração dessas práticas com uma perspectiva espiritual pode ser profundamente transformadora. Em Filipenses 4:6-7, Paulo nos exorta a levar nossas preocupações a Deus: "Não andeis ansiosos por coisa alguma; antes, em tudo, sejam os vossos pedidos conhecidos diante de Deus pela oração e súplica com ação de graças. E a paz de Deus, que excede todo o entendimento, guardará os vossos corações e as vossas mentes em Cristo Jesus."

O Papel do Hiperfoco na Cura

O hiperfoco, ou a capacidade de se concentrar intensamente em uma tarefa ou objetivo, pode ser uma ferramenta poderosa na cura emocional. Quando aplicado de forma construtiva, o hiperfoco permite que os indivíduos mergulhem profundamente em processos terapêuticos ou práticas de cura, promovendo um progresso significativo.

Por exemplo, ao se concentrar intensamente em práticas de mindfulness ou em sessões de terapia, um indivíduo pode processar e liberar traumas de forma mais eficaz. O hiperfoco pode ajudar a criar um "espaço seguro" mental onde a pessoa pode trabalhar em sua cura sem distrações externas.

Libertação do Ego: Superando Padrões Destrutivos de Comportamento

O ego, quando não equilibrado, pode se tornar um grande obstáculo à nossa libertação pessoal. Ele pode nos prender em padrões de comportamento destrutivos e impedir nosso crescimento espiritual e emocional.

Entendendo o Ego

O ego é a nossa identidade consciente, nossa percepção de quem somos. Embora seja essencial para nossa autodefinição, o ego pode se tornar inflado ou defensivo, levando a comportamentos que são prejudiciais para nós mesmos e para os outros. Carl Jung, um dos principais teóricos da psicologia analítica, descreveu a necessidade de integrar o ego com outras partes da nossa psique para alcançar a plenitude.

A Bíblia adverte contra os perigos do ego desenfreado. Em Provérbios 16:18, é dito: "A soberba precede a ruína, e a altivez do espírito precede a queda." Este versículo nos lembra que um ego descontrolado pode levar à nossa destruição.

Superando o Ego através da Espiritualidade

A espiritualidade pode ajudar a equilibrar o ego e promover a humildade e a compaixão. Jesus ensinou sobre a importância de negar a si mesmo em Mateus 16:24: "Então disse Jesus aos seus discípulos: Se alguém quiser vir após mim, renuncie-se a si mesmo, tome sobre si a sua cruz e siga-me."

Práticas como a oração e a meditação podem ajudar a diminuir o domínio do ego, permitindo que a compaixão e a empatia floresçam. Em Gálatas 5:22-23, Paulo descreve os frutos do Espírito, que incluem o amor, a alegria, a paz, a paciência, a bondade, a fidelidade, a mansidão e o domínio próprio. Cultivar esses frutos pode ajudar a neutralizar o ego e promover um comportamento mais altruísta.

O Hiperfoco na Transformação do Ego

O hiperfoco pode ser uma ferramenta valiosa para transformar o ego. Ao direcionar nossa atenção de forma intensa e deliberada para práticas espirituais e de autocuidado, podemos reconfigurar nosso ego e alinhar nossos comportamentos com nossos valores mais profundos.

Por exemplo, focar intensamente em atos de serviço aos outros pode diminuir o impacto do ego, promovendo humildade e empatia. Da mesma forma, o hiperfoco em práticas de auto-reflexão e meditação pode ajudar a desmantelar padrões de pensamento egoístas e abrir caminho para uma perspectiva mais equilibrada e compassiva.

Libertação de Relacionamentos Tóxicos: Aprendendo a Estabelecer Limites Saudáveis

Relacionamentos tóxicos podem drenar nossa energia emocional, minar nossa autoestima e impedir nosso crescimento pessoal. A libertação desses relacionamentos é crucial para alcançar uma vida equilibrada e saudável.

Identificando Relacionamentos Tóxicos

Relacionamentos tóxicos são aqueles que são prejudiciais ao nosso bem-estar emocional e mental. Eles podem envolver comportamentos de controle, manipulação, abuso emocional ou físico, e falta de respeito. Dr. Lillian Glass, uma psicóloga e especialista em comunicação, descreve relacionamentos tóxicos como aqueles em que há um comportamento constante de dor ou negatividade.

A Bíblia nos aconselha a ser vigilantes em nossos relacionamentos. Em Provérbios 22:24-25, lemos: "Não te associes com o iracundo, nem andes com o homem colérico; para que não aprendas as suas veredas e tomes um laço para a tua alma." Este conselho nos lembra da importância de escolher nossos relacionamentos com cuidado.

Estabelecendo Limites Saudáveis

Estabelecer limites saudáveis é essencial para proteger nosso bem-estar emocional e mental. Isso pode incluir a comunicação clara de nossas necessidades, a recusa de comportamentos abusivos e a busca de relacionamentos que nos nutram e nos respeitem.

Henry Cloud e John Townsend, em seu livro "Boundaries", discutem a importância de definir e manter limites em todos os aspectos de nossa vida. Eles argumentam que os limites nos ajudam a proteger nossa identidade e a viver de acordo com nossos valores e necessidades.

A Bíblia também fala sobre a importância de estabelecer limites. Em Mateus 5:37, Jesus ensina: "Seja, porém, o vosso falar: Sim, sim; Não, não; porque o que passa disto é de procedência maligna." Este versículo nos encoraja a ser claros e firmes em nossa comunicação, estabelecendo limites para o que é aceitável em nossos relacionamentos.

O Papel do Hiperfoco em Estabelecer Limites

O hiperfoco pode ser instrumental na criação e manutenção de limites saudáveis. Ao concentrar-se intensamente em suas próprias necessidades e valores, você pode desenvolver a clareza e a determinação necessárias para estabelecer e manter limites.

Por exemplo, ao se concentrar em práticas de auto-reflexão e meditação, você pode desenvolver uma compreensão mais profunda de seus próprios limites e como comunicá-los efetivamente. Da mesma forma, o hiperfoco em atividades de autocuidado pode fortalecer sua resiliência emocional, capacitando você a resistir à influência de relacionamentos tóxicos.

Casos de Sucesso: Exemplo de Libertação Pessoal e Relacional

A Transformação de Uma Sobrevivente de Trauma

Diane, uma sobrevivente de abuso infantil, encontrou cura e libertação através da terapia EMDR e da prática de mindfulness. Ao se concentrar intensamente em sua jornada de cura, Diane foi capaz de processar suas memórias traumáticas e recuperar seu bem-estar emocional. Ela também encontrou força e conforto em sua fé, citando Salmos 23:4 como uma fonte constante de coragem: "Ainda que eu ande pelo vale da sombra da morte, não temerei mal algum, porque tu estás comigo; a tua vara e o teu cajado me consolam."

Superando o Ego Através do Serviço

Carlos, um empresário bem-sucedido, lutava com um ego inflado que estava afetando seus relacionamentos e seu bem-estar. Ele encontrou libertação ao se voluntariar em uma organização de caridade, concentrando-se intensamente em servir aos outros. Esta experiência ajudou Carlos a reequilibrar seu ego e a cultivar uma abordagem mais humilde e compassiva em sua vida e trabalho. Ele cita Mateus 20:26-28 como um guia para sua transformação: "Mas entre vós não será assim; antes, qualquer que entre vós quiser ser grande, seja vosso servo; E qualquer que entre vós quiser ser o primeiro, seja vosso servo; Assim como o Filho do homem não veio para ser servido, mas para servir, e para dar a sua vida em resgate de muitos."

Libertação de Relacionamentos Tóxicos

Ana, uma jovem que estava presa em um relacionamento abusivo, encontrou a coragem de se libertar ao se concentrar em sua própria cura e crescimento. Ela participou de sessões de terapia e grupos de apoio, onde desenvolveu a força e a clareza para estabelecer limites e finalmente deixar o relacionamento. Ana encontrou inspiração nas palavras de 2 Coríntios 6:14, que a encorajaram a buscar relacionamentos que fossem edificantes: "Não vos prendais a um jugo desigual com os infiéis; porque que sociedade tem a justiça com a injustiça? E que comunhão tem a luz com as trevas?"

Reflexão Final: O Caminho para a Libertação Completa

A jornada para a libertação pessoal e relacional é uma jornada de autodescoberta, cura e crescimento. Ao lidar com traumas, superar o ego e estabelecer limites saudáveis, podemos nos libertar das amarras que nos prendem e viver uma vida mais plena e satisfatória.

O hiperfoco é uma ferramenta poderosa que pode ajudar a acelerar e aprofundar este processo de libertação. Quando aplicado de forma consciente e deliberada, o hiperfoco nos permite mergulhar profundamente em nossa jornada de cura e crescimento, promovendo um progresso significativo e duradouro.

Ao integrar princípios científicos e espirituais, podemos encontrar um caminho de libertação que é verdadeiramente transformador. Em Romanos 12:2, Paulo nos encoraja a buscar uma renovação completa: "E não vos conformeis com este mundo, mas transformai-vos pela renovação da vossa mente, para que experimenteis qual seja a boa, agradável, e perfeita vontade de Deus."

Que possamos continuar essa busca com determinação e fé, sabendo que a libertação pessoal e relacional está ao nosso alcance e que cada passo que damos nos aproxima de uma vida de liberdade e plenitude.

Capítulo 6: Libertação e Propósito de Vida

A busca pela libertação e o encontro de um propósito de vida são temas profundamente entrelaçados que tocam o coração da experiência humana. Neste capítulo, exploraremos como a libertação pode nos guiar em direção ao nosso propósito de vida, como a transformação é um processo contínuo, e como a esperança nos sustenta em nossa jornada. Combinaremos insights científicos, relatos bíblicos, casos de sucesso e evidências de cura, enquanto destacamos a importância de nutrientes essenciais como a vitamina B12 para o funcionamento do cérebro.

Descobrindo o Propósito de Vida: Como a Libertação Nos Conduz à Missão Pessoal

A libertação, no contexto da nossa vida, é muitas vezes o primeiro passo para descobrir nosso propósito mais profundo. Libertar-se das amarras emocionais, do ego inflado e dos relacionamentos tóxicos abre espaço para uma reflexão mais clara e autêntica sobre quem somos e para onde estamos indo.

Compreendendo o Propósito de Vida

O propósito de vida é um conceito que tem sido explorado tanto pela ciência quanto pela espiritualidade. Viktor Frankl, um renomado psiquiatra e sobrevivente do Holocausto, escreveu extensivamente sobre a busca de sentido em sua obra "Em Busca de Sentido". Frankl argumenta que a busca pelo sentido é a força motivadora primária em todos os seres humanos. Ele acredita que encontrar um propósito pode nos ajudar a superar até mesmo os desafios mais difíceis.

Na Bíblia, a ideia de propósito é central. Jeremias 29:11 declara: "Porque eu bem sei os pensamentos que penso de vós, diz o Senhor; pensamentos de paz, e não de mal, para vos dar o fim que esperais." Este versículo nos assegura que Deus tem um plano para cada um de nós, um plano que é bom e cheio de esperança.

A Neurociência do Propósito

A neurociência também tem investigado o impacto do propósito de vida no bem-estar. Pesquisas mostram que ter um propósito está associado a uma melhor saúde física e mental. Um estudo publicado na revista PNAS (Proceedings of the National Academy of Sciences) encontrou que indivíduos com um forte senso de propósito vivem mais tempo e têm menos risco de doenças cardiovasculares.

O propósito de vida ativa circuitos neurais relacionados à recompensa e à motivação. Dr. Patricia Boyle, uma neurocientista do Rush University Medical Center, descobriu que pessoas com um propósito claro têm um risco reduzido de desenvolver Alzheimer e outras formas de demência. Este propósito é como um farol, guiando nosso comportamento e nossas decisões, e proporcionando um senso de direção e significado.

Relatos Bíblicos de Propósito

Na Bíblia, muitos personagens descobriram seu propósito através de momentos de libertação. Moisés, por exemplo, foi chamado para libertar o povo de Israel da escravidão no Egito (Êxodo 3:10). Seu propósito tornou-se claro após ele ser libertado de suas próprias dúvidas e medos, conduzindo-o a uma vida de liderança e serviço.

O apóstolo Paulo também encontrou seu propósito após um momento de libertação espiritual. Em Atos 9:15, Deus revela o propósito de Paulo: "Vai, porque este é para mim um vaso escolhido para levar o meu nome diante dos gentios, e dos reis, e dos filhos de Israel." Paulo passou de perseguidor dos cristãos a um dos seus mais fervorosos defensores, dedicando sua vida a espalhar a mensagem de Cristo.

Casos de Sucesso: Encontrando o Propósito

Mary, uma professora de 40 anos, sentia-se presa em sua carreira e em sua vida pessoal. Após uma série de sessões de coaching e terapia focadas em descobrir seu propósito, ela decidiu abrir uma organização sem fins lucrativos para ajudar crianças carentes. Hoje, Mary descreve seu trabalho como sua verdadeira vocação, sentindo-se mais realizada e feliz do que nunca.

Jorge, um jovem advogado, sempre se sentiu atraído pela arte, mas nunca teve coragem de seguir esse caminho. Após um retiro espiritual e várias sessões de terapia, Jorge decidiu seguir seu verdadeiro propósito como artista. Ele agora administra uma galeria de arte bem-sucedida e inspira outras pessoas a seguir seus sonhos.

A Jornada Contínua de Libertação: Entendendo que a Transformação é um Processo Contínuo

A transformação pessoal e a libertação não são eventos únicos, mas processos contínuos que exigem dedicação e paciência. À medida que nos libertamos de um conjunto de amarras, podemos descobrir novas áreas em nossa vida que precisam de atenção e cura.

A Neuroplasticidade e a Transformação

A ciência da neuroplasticidade, que é a capacidade do cérebro de se reorganizar e formar novas conexões ao longo da vida, fornece um modelo poderoso para entender a transformação contínua. Dr. Michael Merzenich, um dos pioneiros no campo da neuroplasticidade, demonstrou que nossas experiências e comportamentos podem literalmente moldar nosso cérebro.

Este conceito é encorajador, pois sugere que nunca é tarde para mudar e crescer. Cada nova experiência de libertação e transformação pode reforçar caminhos neurais que promovem bem-estar e resiliência. Em Romanos 12:2, Paulo nos exorta a não nos conformar com este mundo, mas a sermos transformados pela renovação da nossa mente, um processo contínuo de crescimento e mudança.

O Papel da Vitamina B12 e Outros Nutrientes na Função Cerebral

A nutrição desempenha um papel crucial no funcionamento do cérebro e na nossa capacidade de experimentar transformação e libertação. A vitamina B12, em particular, é essencial para a saúde do cérebro. Ela é necessária para a produção de neurotransmissores e para a manutenção da mielina, que protege as fibras nervosas. Deficiências em B12 podem levar a problemas de memória, confusão mental e até mesmo demência.

Além da vitamina B12, outros nutrientes como os ácidos graxos ômega-3, o magnésio e o zinco também são vitais para a saúde mental. Estudos mostram que uma dieta rica em nutrientes pode melhorar a função cognitiva, reduzir os sintomas de depressão e ansiedade, e apoiar a plasticidade cerebral.

Casos de Transformação Contínua

Julia, uma executiva de sucesso, passou anos lutando com a ansiedade e o estresse. Após descobrir a importância da vitamina B12 e adotar uma dieta rica em nutrientes, ela notou uma melhora significativa em sua clareza mental e bem-estar emocional. Julia agora incorpora práticas de mindfulness e continua a explorar novos caminhos para seu crescimento pessoal.

Pedro, um veterano de guerra, enfrentou PTSD e depressão por muitos anos. Através da terapia, medicação e mudanças na dieta, ele começou a experimentar uma transformação contínua. Pedro agora dedica seu tempo a ajudar outros veteranos a encontrar caminhos para a cura e a libertação.

O Poder da Esperança: Vislumbrando um Futuro de Libertação e Renovação

A esperança é um componente essencial na jornada de libertação. Ela nos dá a força para continuar, mesmo quando os desafios parecem insuperáveis. A esperança nos permite vislumbrar um futuro onde a libertação e a renovação são possíveis.

A Ciência da Esperança

A pesquisa científica confirma o poder transformador da esperança. Dr. Shane Lopez, um psicólogo e pesquisador, descreve a esperança como uma combinação de pensamento orientado para objetivos, planejamento e motivação. Ele descobriu que indivíduos com altos níveis de esperança são mais resilientes, mais propensos a alcançar seus objetivos e têm melhor saúde física e mental.

Em Hebreus 11:1, a Bíblia nos ensina que "a fé é a certeza de coisas que se esperam, a convicção de fatos que não se veem." Esta definição de fé se alinha estreitamente com o conceito de esperança, fornecendo uma base espiritual sólida para a jornada de libertação.

Casos de Esperança e Renovação

Lucas, um homem que enfrentava vícios e desemprego, encontrou esperança através de um programa de reabilitação baseado na fé. Ele agora lidera grupos de apoio e trabalha como conselheiro, ajudando outros a encontrar a esperança e a renovação que ele experimentou.

Sara, uma mãe solteira que lutava com depressão, encontrou renovação através da prática da gratidão e do estabelecimento de metas pessoais. Com o apoio de sua comunidade e fé, ela transformou sua vida e agora inspira outras mães a encontrar a força e a esperança em suas próprias jornadas.

A Importância do Hiperfoco na Busca de Propósito e Transformação

O hiperfoco, ou a capacidade de concentrar-se intensamente em uma única tarefa ou objetivo, pode ser uma ferramenta poderosa na busca de propósito e transformação. Quando aplicado de forma consciente, o hiperfoco pode ajudar a acelerar nosso progresso e aprofundar nossa compreensão de nós mesmos e de nosso propósito.

Aplicando o Hiperfoco para Encontrar Propósito

Concentrar-se intensamente em atividades que nos apaixonam ou que sentimos como sendo nossa vocação pode nos ajudar a descobrir e alinhar nosso propósito de vida. O hiperfoco em projetos criativos, trabalho voluntário ou até mesmo na introspecção pode revelar novas dimensões de nosso propósito que antes estavam ocultas.

O Hiperfoco na Transformação Contínua

O hiperfoco também pode ser instrumental na manutenção da transformação contínua. Ao concentrar nossa energia e atenção em práticas de crescimento pessoal e espiritual, podemos promover mudanças duradouras e significativas em nossa vida. Práticas como a meditação, a leitura de textos inspiradores e a participação em grupos de apoio podem se beneficiar do hiperfoco, permitindo-nos aprofundar nossa jornada de transformação.

Conclusão: Encontro com o Propósito e Visão de Futuro

Neste capítulo, exploramos como a libertação pode nos guiar em direção ao nosso propósito de vida, como a transformação é um processo contínuo e como a esperança nos sustenta em nossa jornada. Integramos insights científicos, relatos bíblicos, casos de sucesso e a importância de nutrientes essenciais como a vitamina B12 para a saúde do cérebro.

A busca pelo propósito de vida é uma jornada que pode nos levar a lugares inesperados e a descobertas profundas. Provérbios 19:21 nos lembra: "Muitos são os planos no coração do homem, mas o propósito do Senhor permanecerá." Ao abraçar essa jornada com um espírito de abertura e fé, podemos descobrir um propósito que nos traz alegria, significado e uma profunda sensação de libertação.

A esperança é a âncora que nos mantém firmes enquanto navegamos as águas da transformação. Romanos 15:13 nos encoraja: "Que o Deus da esperança vos encha de toda a alegria e paz em vossa fé, para que transbordeis de esperança pelo poder do Espírito Santo."

Que este capítulo sirva como um convite para continuar sua própria jornada de libertação e transformação, com a certeza de que, independentemente dos desafios que encontrar pelo caminho, você está se movendo em direção a um futuro de propósito, renovação e esperança.

Conclusão: O Caminho da Libertação e Renovação Pessoal

Ao longo deste livro, exploramos a libertação sob diversas perspectivas – bíblica, científica, emocional e relacional. Vimos como a jornada para a libertação pessoal e a descoberta de um propósito de vida são profundamente entrelaçadas e como a esperança, a transformação contínua e a conexão entre corpo, mente e espírito são essenciais para uma vida plena e significativa.

A Conexão Entre Corpo, Mente e Espírito

A integração entre ciência e espiritualidade revelou que a libertação e o bem-estar são alcançados quando reconhecemos a interconexão entre nosso corpo, mente e espírito. Como discutido nos capítulos anteriores, a saúde do cérebro, por exemplo, é fundamental para nosso bem-estar geral e está profundamente influenciada por nutrientes essenciais como a vitamina B12, ácidos graxos ômega-3 e outros. Estudos científicos demonstram que a manutenção de uma dieta rica em nutrientes é crucial para a função cognitiva e a prevenção de distúrbios como a demência.

Além disso, práticas espirituais como a oração e a meditação têm mostrado, através de pesquisas, benefícios significativos para a saúde mental. A meditação pode alterar fisicamente a estrutura do cérebro, promovendo a resiliência emocional e a clareza mental. A oração, como discutido, oferece um meio poderoso de conexão com o divino, proporcionando conforto e orientação em tempos de necessidade.

1 Tessalonicenses 5:23 nos lembra da importância dessa integração: "E o próprio Deus de paz vos santifique completamente; e todo o vosso espírito, alma e corpo sejam conservados íntegros e irrepreensíveis na vinda de nosso Senhor Jesus Cristo." Este versículo enfatiza a visão holística do ser

humano que precisamos adotar para alcançar a verdadeira libertação.

O Papel Central da Fé e da Ciência

A fé e a ciência, quando vistas como aliadas, oferecem uma abordagem abrangente para a libertação. A fé nos fornece os princípios e a força para seguir adiante, enquanto a ciência nos fornece as ferramentas e o entendimento necessários para navegar nossa jornada.

Na Bíblia, histórias de libertação como as de Moisés e Paulo ilustram o poder da fé para transformar vidas. Moisés libertou o povo de Israel da escravidão no Egito, não apenas como um ato físico, mas como um símbolo de libertação espiritual e emocional (Êxodo

3:10). Paulo, por outro lado, encontrou seu propósito após ser libertado de suas próprias limitações e preconceitos, dedicando sua vida à propagação do Evangelho (Atos 9:15).

Cientificamente, a neuroplasticidade mostra que o cérebro tem uma capacidade extraordinária de mudar e se adaptar. A pesquisa de Dr. Michael Merzenich e outros neurocientistas demonstrou que, com o tempo e o esforço adequado, podemos reconfigurar nossas respostas emocionais e padrões de pensamento para promover a cura e o crescimento.

Libertação Pessoal e Relacional

A libertação pessoal é um processo de autodescoberta que requer enfrentar e superar traumas, feridas e padrões destrutivos de comportamento. Isso pode incluir a superação do ego, que frequentemente nos prende em um ciclo de autoengano e comportamentos prejudiciais. Relatos bíblicos como os de Jó nos ensinam a resiliência diante do sofrimento e a importância de manter a fé e a humildade (Jó 42:10).

No contexto relacional, a libertação muitas vezes envolve o reconhecimento e o afastamento de relacionamentos tóxicos que drenam nossa energia e impedem nosso crescimento. 2 Coríntios 6:14 nos aconselha a buscar associações que sejam edificantes e alinhadas com nossos valores espirituais.

Encontrando e Vivendo o Propósito de Vida

Descobrir nosso propósito é um elemento essencial da libertação. A busca pelo sentido e direção nos leva a viver uma vida mais intencional e significativa. Jeremias 29:11 afirma: "Porque eu bem sei os pensamentos que penso de vós, diz o Senhor; pensamentos de paz, e não de mal, para vos dar o fim que esperais." Este versículo nos assegura que há um propósito maior para cada um de nós.

A ciência apóia isso com estudos que mostram que ter um propósito claro está associado a uma maior longevidade e saúde mental. Pesquisadores como Dr. Patricia Boyle demonstraram que indivíduos com um forte senso de propósito têm um risco reduzido de desenvolver doenças neurodegenerativas.

A Transformação Contínua e o Poder da Esperança

A transformação pessoal é um processo contínuo. Cada etapa da libertação nos prepara para novos desafios e novas oportunidades de crescimento. Romanos 12:2 nos encoraja a renovar constantemente nossa mente, adaptando-nos e evoluindo em nossa jornada espiritual e pessoal.

A esperança é o que nos sustenta ao longo desse caminho. É a força que nos permite continuar, mesmo quando enfrentamos adversidades. Romanos 15:13 nos encoraja: "Que o Deus da esperança vos encha de toda a alegria e paz em vossa fé, para que transbordeis de esperança pelo poder do Espírito Santo."

O Hiperfoco como Ferramenta de Transformação

O hiperfoco pode ser uma ferramenta poderosa para alcançar a libertação e viver nosso propósito. Quando aplicamos nossa atenção de forma intensa e deliberada, podemos fazer progressos significativos em nossa jornada de crescimento pessoal. Este estado de concentração profunda nos permite mergulhar em nossas paixões e vocações, promovendo um progresso acelerado e uma compreensão mais profunda de nós mesmos.

Olhando para o Futuro: Uma Vida de Libertação e Renovação

Enquanto concluímos este livro, é importante refletir sobre como podemos aplicar os princípios de libertação e propósito em nossa vida cotidiana. A combinação de fé, ciência, esperança e hiperfoco oferece um caminho robusto para a cura e a renovação.

Nossa jornada de libertação é única e contínua, e cada um de nós tem o poder de transformar nossa vida e descobrir nosso propósito. Em Efésios 4:23-24, somos chamados a nos renovar no espírito de nossa mente e a nos revestir do novo homem, criado segundo Deus em verdadeira justiça e santidade. Esta renovação é um convite para uma vida de liberdade e plenitude, onde cada dia traz novas oportunidades de crescimento e realização.

Marcos 9:23 nos lembra que "tudo é possível ao que crê." Que possamos abraçar esta crença e avançar com coragem e determinação, sabendo que a libertação e a renovação estão sempre ao nosso alcance.

Próximos Passos: Continuando a Jornada

Este livro é apenas o começo de sua jornada de libertação e propósito. Cada capítulo oferece insights e ferramentas que podem ser explorados mais profundamente. A libertação é uma busca contínua e pessoal, e encorajo você a continuar explorando, aprendendo e crescendo.

Em futuros trabalhos, como o próximo livro, exploraremos ainda mais temas como a importância de nutrientes específicos para a função cerebral, métodos avançados de transformação pessoal e como continuar a integrar a ciência e a espiritualidade em nossa vida cotidiana. A vitamina B12, por exemplo, será destacada por seu papel crucial no funcionamento cerebral e na prevenção de distúrbios como a demência.

Que este livro sirva como um guia e uma fonte de inspiração em sua jornada. E que cada passo que você der seja um passo em direção a uma vida de liberdade, propósito e renovação.

Oração de Libertação, Propósito e Renovação

Querido Pai Celestial, Venho diante de Ti com um coração cheio de gratidão e humildade. Agradeço pela oportunidade de compartilhar e refletir sobre os caminhos de libertação, propósito e renovação que o Senhor nos oferece. Ao concluir esta leitura, peço que o Teu Espírito Santo toque meu coração e o coração de cada pessoa que se aventurou nesta jornada, trazendo uma profunda paz, esperança e orientação divina.

Senhor, reconheço que cada um de nós está em uma jornada única de descoberta e transformação. Peço que o Senhor esteja comigo e com cada leitor em cada passo que dermos, guiando-nos com a Tua sabedoria e amor incomensurável. Ajuda-nos a compreender que, independentemente dos desafios que enfrentamos, a Tua presença é nossa força e o Teu amor é nosso sustento.

Pai, assim como o apóstolo Paulo encontrou cura e renovação sob os cuidados de Lucas, o médico amado, peço que o Senhor envie Seus servos para nos guiar e cuidar de nós em nossos momentos de necessidade. Colossenses 4:14 nos lembra: "Saúda-vos Lucas, o médico amado..." Que possamos encontrar, como Paulo, a cura em Teu amor e na sabedoria daqueles que são dotados de conhecimentos médicos e científicos.

Senhor, oro por uma bênção espiritual e científica sobre nossas vidas. Peço que o Senhor nos ajude a entender e aplicar o conhecimento que a ciência nos proporciona para promover nossa saúde mental, emocional e física. Que possamos integrar este conhecimento com a sabedoria espiritual que recebemos através da Tua Palavra, criando uma vida equilibrada e saudável em todos os aspectos.

Que o Teu amor nos inspire a amar ao próximo com um coração genuíno e generoso. João 13:34 nos ensina: "Um novo mandamento vos dou: que vos ameis uns aos outros; assim como eu vos amei, que também vos ameis uns aos outros." Ajuda-nos a viver esta verdade diariamente, mostrando compaixão e bondade para com todos que cruzam nosso caminho.

Pai, peço que o Senhor abençoe a mim e a cada leitor com a coragem de buscar nosso propósito e a sabedoria de encontrar libertação em Tua verdade. Que possamos ser renovados em espírito, mente e corpo, e que nossas vidas reflitam a plenitude e a alegria que só o Senhor pode proporcionar.

Que esta oração se estenda a todos que estão lutando com traumas, desafios emocionais ou relacionamentos difíceis. Que encontremos conforto e cura em Tua presença, e que possamos ser guiados em direção a uma vida de liberdade e renovação.

Senhor, em nome de Jesus Cristo, peço tudo isso, com a certeza de que o Senhor é capaz de fazer infinitamente mais do que tudo o que pedimos ou pensamos, conforme o Teu poder que atua em nós (Efésios 3:20).

Amém.

Reflexão Final

Ao finalizar esta obra, eu me lembro sempre de que Jesus está ao nosso lado, disposto a caminhar conosco em nossa jornada de libertação e propósito. Que a Sua graça e amor sejam nossa luz e guia, hoje e sempre.

Que Deus nos abençoe abundantemente, concedendo-nos paz, alegria e uma profunda sensação de propósito em cada passo de nossas vidas. E que possamos sempre buscar e encontrar a verdade, a liberdade e a renovação em Ti, Senhor.

Amém.

"Depois de muitas pesquisas e de conhecer profundamente ambos os lados, posso afirmar: **confio na ciência e creio na fé**.

A ciência, que tanto depende de investimentos muitas vezes insuficientes, de ONGs que as pessoas raramente lembram de apoiar, e de profissionais que, como em tantas outras áreas do nosso querido país, não são valorizados e enfrentam salários defasados. Trabalhar em um hospital psiquiátrico exige não só formação, mas também uma coragem imensa, um amor incondicional e uma empatia rara nos dias de hoje.

Por outro lado, a fé em Deus, em Jesus e no Espírito Santo não depende de conexões, investimentos ou transportes. Ela só depende da oração.

*No fim, quando se trata da sabedoria divina, a "Vida é um eterno começo e a certeza de que não há fim, pois a recompensa está na **vida eterna**."*

Marlon Alves Souza de Moraes

www.ingramcontent.com/pod-product-compliance
Lightning Source LLC
Chambersburg PA
CBHW071831210526
45479CB00001B/84